J. Schöpf ■ **Angstkrankheiten und ihre Therapie**

J. Schöpf

Angstkrankheiten und ihre Therapie

STEINKOPFF
DARMSTADT

Priv.-Doz. Dr. med. JOSEF SCHÖPF
Steinwiesstrasse 32
CH-8032 Zürich

E-Mail: josef.schopf@bluewin.ch

ISBN 978-3-7985-1332-7 ISBN 978-3-642-57531-0 (eBook)
DOI 10.1007/ 978-3-642-57531-0

Die Deutsche Bibliothek - CIP-Einheitsaufnahme
Ein Titeldatensatz für diese Publikation ist bei
Der Deutschen Bibliothek erhältlich

http://www.steinkopff.springer.de

Ursprünglich erschienen bei Steinkopff-Verlag Darmstadt 2002

Herstellung: Klemens Schwind
Umschlaggestaltung: Erich Kirchner, Heidelberg
Satz: K+V Fotosatz GmbH, Beerfelden

SPIN 10860729 85/7231 - 5 4 3 2 1 0 - Gedruckt auf säurefreiem Papier

Vorwort

Angstkrankheiten werden im Vergleich zu anderen psychischen Krankheiten nicht selten als relativ leichte, von normalpsychologischen Phänomenen nur unsicher abgrenzbare Störungen betrachtet. Zwar ist es richtig, dass bei Angstkrankheiten schwere psychopathologische Symptome fehlen, nichtsdestoweniger führen auch sie oft zu starkem Leiden und gelegentlich zu schweren Beeinträchtigungen bis hin zur Invalidität.

Erfreulicherweise sind die Fortschritte in Psychiatrie und Psychotherapie auch im Bereich der Angstkrankheiten deutlich sichtbar. In den letzten Jahrzehnten wurden hocheffiziente Psychotherapien im Sinne der kognitiven Verhaltenstherapie entwickelt. Zudem weiß man auf Grund zahlreicher Studien heute gut, welche medikamentösen Behandlungen ergänzend von Nutzen sein können.

Das Buch gibt einen Überblick über die moderne Krankheitslehre zu dieser Störungsgruppe. Die Anwendung operationalisierter Kriterien erleichtert die Diagnosestellung wesentlich. Auf Fremd- und Selbstbeurteilungsskalen zur Quantifizierung der Symptomatik wird hingewiesen. Die Aufklärung des Patienten und seiner Angehörigen über die Erkrankung wird ebenso erörtert wie die Grundzüge der kognitiven Verhaltenstherapie und die Pharmakotherapie im Detail. Hinweise auf empfehlenswerte Patientenratgeber runden das Informationsangebot ab.

Das Buch soll besonders dem Hausarzt eine Hilfe bei der Abklärung und Therapie dieser in der Praxis so häufigen Krankheitsbilder sein.

Zürich und Lans/Tirol, im Dezember 2001 JOSEF SCHÖPF

Inhaltsverzeichnis

Abkürzungen

5-HT	5-Hydroxytryptamin (Serotonin)
KVT	Kognitive Verhaltenstherapie
MAO	Monoaminooxidase
PET	Positronenemissionstomographie
SSRI	Serotoninwiederaufnahmehemmer

1 Einleitung

Angst ist eine gefühlsmäßige Reaktion auf eine Gefahr. Bei *Furcht* ist das gefahrauslösende Moment genauer bekannt. Zwischen Angst und Furcht wird oft nicht scharf unterschieden.

Der alte, von S. Freud geprägte Begriff der *Angstneurose* umfasste im Wesentlichen die heutigen Konzepte der Panikstörung und der generalisierten Angststörung. Die Unterteilung in Panikstörung und generalisierte Angststörung geht auf D. Klein (1964) zurück, der ein unterschiedliches Ansprechen der beiden Syndrome auf Psychopharmaka annahm. Imipramin beeinflusste die Panikattacken, nicht aber dauernd vorhandene Angst; Benzodiazepine besserten diese nur. Wie später ausgeführt wird, nimmt man heute einen so streng differenzierten Effekt dieser Psychopharmaka nicht mehr an.

Die Anwendung des Terminus „Angstkrankheit" erfolgt in der Literatur nicht einheitlich. Hier wie auch andernorts werden alle im Folgenden besprochenen Krankheiten so bezeichnet. Die Begriffe „Krankheit", „Erkrankung" und „Störung" werden hier synonym verwendet.

2 Panikstörung, Agoraphobie

Panikstörung und Agoraphobie kommen oft beim gleichen Patienten vor, und viele Autoren nehmen an, dass die beiden Syndrome verschiedene Manifestationen einer einzigen Krankheit sind.

Klinik der Panikstörung: Panik ist ein Gefühl überwältigenden Bedrohtseins. Die Panikattacken, das zentrale Charakteristikum der Krankheit, sind durch eine unerwartete, aus heiterem Himmel auftretende Attacke schwerer Angst gekennzeichnet, die Minuten bis ca. eine Stunde anhält. Die Patienten sind überzeugt, etwas Katastrophales werde über sie hereinbrechen: Herzinfarkt, Hirnschlag, Erstickung o.ä., und sie befürchten zu sterben, verrückt zu werden oder einfach die Kontrolle über sich zu verlieren.

Übersicht 1: Merkmale der Panikstörung nach ICD-10

- Wiederholte, spontan auftretende Attacken schwerer Angst mit der Befürchtung zu sterben, verrückt zu werden oder die Kontrolle über sich zu verlieren
- Begleitsymptome wie Herzklopfen, unangenehme Sensationen in der Herzgegend, Zittern, Schwitzen, Mundtrockenheit, Atembeschwerden, Übelkeit, Missempfindungen im Bauchbereich, Schwindel, Schwächegefühl, Benommenheit, heiße und kalte Schauer, Entfremdungserlebnisse, Parästhesien

Besonders die erste Panikattacke im Leben trifft die Patienten völlig überraschend. Das Ereignis ist so beeindruckend, dass sich die Patienten auch nach vielen Jahren noch an die Details erinnern. Meist verlassen sie fluchtartig den Ort, an dem die Attacke auftritt, und suchen notfallmäßig ärztliche Hilfe. Die Panikattacken wiederholen sich in der Folge.

Im Anschluss an die Panikattacken fühlen sich die Patienten erschöpft, nervös und innerlich angespannt. Sie leiden unter einer Art Erwartungsangst und befürchten das Auftreten einer neuen Panikattacke („Angst vor der Angst“).

Die Patienten geben oft bisherige körperliche Aktivitäten auf, dies wegen der Befürchtung, an einer Herzerkrankung oder einer anderen körperlichen Störung zu leiden und sich schonen zu müssen.

Panikattacken können auch nachts mit angsterfülltem Erwachen vorkommen.

- **Klinik der Agoraphobie:** Beim überwiegenden Teil der Patienten mit Panikstörung tritt bald nach der ersten Panikattacke eine Agoraphobie auf.

Bei einer *Phobie* besteht eine übersteigerte Furcht vor einem Objekt oder einer Situation, wobei der Patient die Irrationalität seiner Reaktion zumindest teilweise erkennt. Das Objekt bzw. die Situation wird nach Möglichkeit gemieden. Ist dies unmöglich, tritt intensive Angst auf.

Agoraphobie bedeutet im ursprünglichen Sinn Furcht, sich auf große, belebte Plätze (griechisch: „agora" = Marktplatz) zu begeben. Der Begriff bezieht sich in der heutigen Definition auf alle Situationen, in denen der Patient sich im Falle einer Angstattacke nicht rasch in Sicherheit begeben bzw. nicht sofort Hilfe zur Verfügung haben könnte. Solche Situationen sind z.B. öffentliche Plätze, Menschenansammlungen, das Reisen im Auto oder im Zug, das Überqueren einer Brücke oder auch der Besuch des Friseurs. Einige Patienten wagen es nicht mehr ihre Wohnung zu verlassen, denn diese wird meist als sicherer Ort betrachtet. Außerhalb der Wohnung überlegen solche Patienten z.B., wo das nächste Spital ist, in dem man ihnen helfen könnte, und ihre innere Spannung variiert in Abhängigkeit von der jeweiligen Distanz. Die meisten Patienten sind weniger ängstlich, wenn sie sich in Begleitung einer vertrauten Person befinden.

Übersicht 2: **Merkmale der Agoraphobie nach ICD-10**

- Furcht, sich an Orte zu begeben, an denen es bei Auftreten von Angst oder Anspannung schwierig wäre, sich rasch in Sicherheit zu begeben
- Typische Orte bzw. Situationen: Menschenmengen, öffentliche Plätze, Alleinreisen u.ä.
- Zumindest partielle Einsicht, dass die Furcht übertrieben ist
- Vermeidungsverhalten

Panikstörung und Agoraphobie: Bei den meisten Patienten mit Panikstörung besteht gleichzeitig eine Agoraphobie. Die reine Panikstörung kommt im klinischen Rahmen selten vor, ebenso die reine Agoraphobie. In epidemiologischen Studien hingegen war die reine Agoraphobie keine seltene Diagnose.

Es wurde erwähnt, dass die Agoraphobie im Allgemeinen nach den Panikattacken auftritt. Mit der Agoraphobie werden die Angstattacken situationsgebunden. Ein Teil der Patienten verliert die spontanen Panikattacken und zeigt nur noch die Symptome der Agoraphobie.

Ratingskalen: Zur Quantifizierung der Panikkrankheit eignet sich die Panik-Agoraphobie-Skala (Bandelow, 1997) oder ein Tagebuch, in welchem Häufigkeit, Schwere und Dauer der Panikattacken eingetragen werden (s. z.B. Marburger Angsttagebuch (Margraf und Schneider 1980)). Eine Fremdbeurteilungsskala ist die „Panic Disorder Severity Scale" (Shear et al. 1997).

Verlauf: Dem Beginn der Panikstörung können belastende Ereignisse vorausgehen. Auch eine Auslösung durch körperliche Erkrankungen oder durch Drogenkonsum kommt vor. Die Panikstörung beginnt am häufigsten im dritten Lebensjahrzehnt. Sie verläuft oft chronisch.

Komorbidität: Eine solche besteht mit anderen Angsterkrankungen, der Zwangskrankheit, somatoformen Störungen und v.a. mit der Depression, zudem mit Suchterkrankungen (Alkohol, Tranquilizer, Hypnotika), wobei die psychotropen Substanzen oft im Sinne eines Selbstbehandlungsversuchs verwendet werden.

Persönlichkeitsstörungen des ängstlichen Spektrums kommen gehäuft vor. Eine immer wieder vermutete erhöhte Koinzidenz von Paniksyndrom und Mitralklappenprolaps besteht nicht.

Häufigkeit: Das Lebenszeitrisiko der Panikstörung liegt bei 2%. Frauen sind häufiger als Männer betroffen.

Pathogenese, Ätiologie: Gemäß der sog. Locus-Coeruleus-Theorie der Panikstörung besteht eine Tendenz zur Überaktivität der dort lokalisierten Noradrenalinzellen. Zudem soll bei Patienten mit Panikstörung unter körperlicher Belastung ein erhöhter Laktatplasmaspiegel und damit eine azidotische Stoffwechsellage auftreten, was die zerebralen Noradrenalinzellen zusätzlich stimuliere.

Bei der Genese der Panikstörung spielen hereditäre Faktoren eine Rolle. Bis zu 20% der Verwandten ersten Grades haben eine Panikstörung.

S. Freud zählte die Angstneurose zu den sog. Aktualneurosen, bei denen nicht ein infantiler, sondern ein aktueller Konflikt zur Verdrängung sexueller Triebimpulse führt. Die Psychoanalytikerin M. Klein setzte pathologische Angst des Erwachsenenalters mit der Separationsangst des Kleinkindes in Beziehung.

Die kognitive Theorie der Panikstörung geht davon aus, dass belanglose körperliche Sensationen im Sinne ernster Krankheitszeichen fehlinterpretiert werden, was zu einer Spirale von Angst, verstärkten somatischen Symptomen und weiter zunehmender Angst führt.

Diagnose, Differenzialdiagnose der Angst: Angst kann eine normale Reaktion auf eine ernste körperliche Erkrankung wie einem Herzinfarkt sein.

Bei Hyperthyreose, Hyperparathyreoidismus, Hypoglykämie als Folge eines Insulinoms, Phäochromozytom und Epilepsie mit partiell-komplexer Symptomatik kann Angst im Sinne einer organischen Angststörung auftreten.

Im Rahmen vieler Entzugssyndrome tritt Angst auf. Halluzinogene, Amphetamin, Kokain oder hohe Koffeindosen können Angstzustände hervorrufen.

Die Anpassungsstörung mit Angstsymptomatik ist durch den zeitlichen Zusammenhang zu einem einschneidenden Ereignis gekennzeichnet.

Bei der generalisierten Angststörung besteht im Gegensatz zur Panikstörung eine dauernde Ängstlichkeit über verschiedene Bereiche des Alltags.

Bei der isolierten Phobie sind die Angstattacken an einzelne spezifische Objekte bzw. Situationen gebunden, während bei der Agoraphobie Furcht vor einer Vielzahl von Situationen gemäß der gegebenen Definition vorliegt.

Bei der sozialen Phobie fürchtet sich der Patient, wenn er mit anderen Menschen zusammen ist, von diesen kritisch gemustert zu werden. Der Patient mit Panikstörung und Agoraphobie fürchtet sich hingegen eine Panikattacke zu bekommen und sich nicht rasch entfernen zu können.

Besteht die Angstsymptomatik ausschließlich im Rahmen einer Depression, wird sie diagnostisch nicht berücksichtigt.

Angstsymptome können auch im Rahmen von Zwangskrankheiten, der posttraumatischen Belastungsstörung und von somatoformen Störungen wie der Somatisierungsstörung, der somatoformen autonomen Funktionsstörung und der Hypochondrie auftreten. Ein Teil der Schizophrenien weist eine ängstliche Färbung auf.

Übersicht 3: **Differenzialdiagnose der Angst**
Erkrankungen mit Angst als Hauptsymptom
■ Angst als physiologisches Phänomen
■ Organische Angststörung
■ Stimulanzien, Halluzinogene
■ Entzugssyndrom
■ Panikstörung
■ Generalisierte Angststörung
■ Agoraphobie
■ Soziale Phobie
■ Spezifische Phobie
■ Anpassungsstörung mit Angst
■ Ängstliche Persönlichkeit
Erkrankungen mit Angst und anderen Symptomen
■ Depression
■ Zwangskrankheit
■ Posttraumatische Belastungsstörung
■ Somatisierungsstörung
■ Somatoforme autonome Funktionsstörung
■ Hypochondrie
■ Angstgetönte Schizophrenie

Bei Angstsymptomatik von der Art der Panikstörung ist eine somatische Abklärung indiziert (Übersicht 4).

Übersicht 4: **Somatische Abklärungen bei Panikstörung**
■ Anamnese, Körperstatus, Routinelabor, EKG
■ TSH, FT_4, ggf. Serumkalzium und -phosphat

Pinzipien der Therapie: Bei der Aufklärung über die Erkrankung (s. auch die Informationen für Patienten und Angehörige, Kap. 10) können als Ergänzung Patientenratgeber empfohlen werden (z.B. Wittchen et al. 1995, Schmidt-Traub 2000). Bei Einsatz dieser Hilfsmittel kann in unkomplizierten Fällen die Behandlung ausschließlich in den Händen des *Hausarztes* bleiben. Psychotherapie der Wahl ist die kognitive Verhaltenstherapie (KVT).

Die medikamentöse Therapie kann eine entscheidende Ergänzung darstellen. Immer wenn der Patient damit einverstanden ist, sollte man ihn primär nur psychotherapeutisch behandeln. Erforderlich ist eine initiale antidepressive Therapie bei anhaltend depressivem Syndrom.

Wichtig zu wissen ist, dass eine grundlegende Zustandsverbesserung und ein dauerhafter Erfolg nur mit Einbeziehung der Psychotherapie erzielt werden kann.

Übersicht 5: **Prinzipien der Therapie der Panikstörung**

- Aufklärung über die Erkrankung
- KVT, Patientenratgeber
- In unkomplizierten Fällen Therapie des Hausarztes
- Ggf. zusätzlich medikamentöse Therapie

Psychotherapie: Die Aufklärung über die Erkrankung ist besonders wichtig, da die Patienten ihre Symptome für Zeichen einer gefährlichen körperlichen Krankheit halten. Dabei soll erklärt werden, dass es sich um ein bekanntes Zustandsbild handelt, von welchem keine Gefahr für den Organismus ausgeht und welches gut behandelt werden kann.

Hinsichtlich der Entstehung der Panikattacken kann dem Patienten der Circulus vitiosus, der von belanglosen Symptomen den Ausgang nimmt und in der Angstattacke endet, erläutert werden. Das Wissen um die Harmlosigkeit der Symptome ist ein wichtiges Element, um diesen Teufelskreis zu unterbrechen.

Zur Behandlung der Panikstörung kann es hilfreich sein, wenn sich der Patient sog. interozeptiven Reizen aussetzt. Er soll Übungen durchführen, die Symptome herbeiführen, die der Panikerkrankung ähneln. Beispielsweise kann er 30 Sekunden lang bewusst hyperventilieren und dabei lernen, die auftretenden Symptome auszuhalten.

Wichtig ist es, den Patienten zu ermuntern körperliche Aktivitäten in normalem Umfang fortzuführen und sich nicht wegen vermeintlicher Krankheit übermäßig zu schonen.

Bei der Behandlung der Agoraphobie stehen Expositionsübungen im Vordergrund.

Übersicht 6: **Prinzipien der KVT bei Panik und Agoraphobie**
▪ Korrektur falscher Kognitionen ▪ Panikstörung: Provokation interozeptiver Reize ▪ Agoraphobie: Expositionsübungen

▪ **Pharmakotherapie:** Antidepressiva stellen die Mittel der ersten Wahl zur Pharmakotherapie der Panikstörung mit oder ohne Agoraphobie dar. Wahrscheinlich kann auch die reine Agoraphobie günstig beeinflusst werden. Unter ihnen sind es einige Serotoninwiederaufnahmehemmer (SSRI), deren Wirkung gut dokumentiert ist und die heute primär eingesetzt werden. Man kann erwarten, dass sie in ca. 2/3 der Fälle zu einem Verschwinden oder einer Besserung der Panikattacken führen. Antidepressiva wirken auch, wenn keine depressive Symptomatik vorhanden ist. Die Therapie mit SSRI soll niedrigdosiert (tgl. 10 mg Citalopram oder Paroxetin, 25 mg Sertralin) begonnen werden, dies wegen der Empfindlichkeit von Angstpatienten in Bezug auf Nebenwirkungen. Oft ist es günstig, initial zusätzlich einen Tranquilizer zu geben, z.B. 2×15 mg Oxazepam tgl. Nach einer Woche kann die Dosis des Antidepressivums verdoppelt und später ggf. bis zur Maximaldosis gesteigert werden.

Man empfiehlt, die antidepressive Behandlung ca. 6 Monate fortzuführen. Dann kann das Präparat versuchsweise ausgeschlichen werden. Ein Teil der Patienten benötigt jedoch eine Fortsetzung der Medikation für unbestimmte Zeit. Eine zusätzlich durchgeführte kognitive Verhaltenstherapie erhöht die Wahrscheinlichkeit wesentlich, dass der Patient das Antidepressivum ohne Rückfall absetzen kann.

Hinsichtlich Benzodiazepinen als hauptsächlicher Pharmakotherapie s.u.

Betablocker haben keinen direkten Effekt gegen Panikattacken. Sie bessern allerdings kardiovaskuläre Symptome wie Herzklopfen und können in dieser limitierten Indikation eingesetzt werden. Die Behandlung wird niedrigdosiert begonnen, z.B. mit 2×10 mg Propranolol tgl.

Übersicht 7: **Pharmakotherapie der Panikstörung**

- Mittel erster Wahl: SSRI
- Therapieresistenz: Clomipramin, Imipramin, Alprazolam
- Spezielle Symptome (kardiovaskuläre): Betablocker

- **Therapieresistenz:** Hier sind sowohl die verschiedenen psychotherapeutischen als auch die pharmakotherapeutischen Möglichkeiten zu überprüfen und ggf. auszutesten. Wenn der Patient psychotherapeutisch erfolglos behandelt wurde, sollten Antidepressiva eingesetzt werden. Auch gibt es Patienten, welche zur Therapie mehr Zeit brauchen als andere. So können wegen ängstlich-vermeidender Persönlichkeitszüge Schwierigkeiten auftreten, bei der Behandlung gut mitzuarbeiten; ggf. muss die Therapie der Persönlichkeitsstörung miteinbezogen werden.

Für Alprazolam konnte in der hohen Dosierung von 2–8 mg tgl. ein therapeutischer Effekt nachgewiesen werden. Wegen des Risikos der physischen Abhängigkeit und der Schwierigkeit, diese hochdosierte Medikation wieder abzusetzen, soll diese Behandlung nur bei anhaltender Therapieresistenz in Erwägung gezogen werden. Benzodiazepine in niedrigerer Dosis sind nicht oder kaum wirksam.

Bei Therapieresistenz können auch ältere Antidepressiva mit belegter Wirkung gegen die Panikstörung, nämlich Imipramin und Clomipramin, eingesetzt werden. Auch hier wird die Therapie niedrigdosiert (10 mg tgl.) begonnen.

3 Generalisierte Angststörung

Klinik: Es liegt eine allgemeine, sich auf verschiedenste Alltagssituationen beziehende Ängstlichkeit und Besorgtheit vor, die von psychischen und somatischen Symptomen begleitet wird; insbesondere psychische und muskuläre Anspannung sind zu nennen. Ausgelöst werden die Sorgen durch belanglose Ereignisse. Beispiele wären das Kind, das 10 Minuten nach der erwarteten Zeit noch nicht von der Schule zurück ist, oder der Postbote, der einen vielleicht unangenehmen Brief bringt. Die Patienten weisen eine „frei flottierende Angst" auf. Die Angst siedelt sich sozusagen ab, wo es sich gerade anbietet: bei dem Wohlergehen der nächsten Angehörigen, den Finanzen, dem beruflichen Fortkommen u. a.

Während einfache Sorgen Teil des normalen Lebens sind, befürchten Patienten mit generalisierter Angststörung, von ihren Sorgen überschwemmt zu werden und sie nicht mehr kontrollieren zu können.

Die Symptome der generalisierten Angststörung lassen sich oft bis in die Kindheit und Adoleszenz zurückverfolgen. Nicht wenige Patienten geben an, seit jeher ängstlich und überbesorgt gewesen zu sein. Der Verlauf ist oft chronisch.

Übersicht 8: **Merkmale der generalisierten Angststörung nach ICD-10***
■ Allgemeine, sich auf verschiedenste Alltagssituationen beziehende Ängstlichkeit und Besorgheit ■ Befürchtung, dass die Sorgen unkontrollierbar sind ■ Psychische und somatische Begleitsymptome einschließlich erhöhter psychischer und muskulärer Anspannung * Mindestdauer der Symptomatik: 6 Monate

■ **Ratingskalen:** Die am häufigsten verwendete Fremdbeurteilungsskala ist die Hamilton-Angst-Skala (Hamilton 1959). Sie bezieht sich allerdings stark auf phobische und vegetativ-autonome Symptome der Angst. An Selbstbeurteilungsbogen sind der „Anxious Thougts Questionaire" (Wells 1994) und der „Meta-Cognitions Questionaire" (Cartwright-Hatton und Wells 1997) zu erwähnen.

■ **Komorbidität:** Fast alle Patienten haben im Leben auch andere psychische Krankheiten, insbesondere Angsterkrankungen und Depressionen. Es besteht eine Häufung von Persönlichkeitsstörungen des ängstlichen Spektrums.

■ **Häufigkeit:** Die Lebenszeitprävalenz für behandlungsbedürftige Erkrankungen beträgt einige Prozent. Frauen sind häufiger betroffen als Männer.

■ **Pathogenese, Ätiologie:** Zur Genese ist wenig bekannt, außer dass es eine familiäre Häufung der Erkrankung gibt.

■ **Differentialdiagnose:** Die Diagnose wird nicht gestellt, wenn sich die Befürchtungen ausschließlich auf die Inhalte einer Panikkrankheit, einer phobischen Störung, einer

Zwangskrankheit oder einer Hypochondrie beziehen. Auch wenn die Symptomatik nur im Rahmen einer Depression oder einer Schizophrenie auftritt, erfolgt keine Diagnosestellung. Auszuschließen sind auch organische Angstkrankheiten und toxisch bedingte Angstkrankheiten als Folge einer Suchterkrankung.

- **Therapie:** Therapie der Wahl ist heute die KVT. Gemäß einem theoretischen Ansatz von A. Wells (1997) befürchten die Patienten übermäßig, sie könnten ihre Sorgen nicht mehr kontrollieren und seien ihnen völlig ausgeliefert. Sie sollen in der Therapie lernen, diese negativen Vorstellungen abzubauen und mit Sorgen adäquater umzugehen. Ergänzend können Entspannungsverfahren hilfreich sein.

Medikamentös wurden bei schweren oder psychotherapieresistenten Erkrankungen bisher v. a. Buspiron und Benzodiazepine (in erster Linie intermittierend) empfohlen. In den letzten Jahren konnte die Wirkung der Antidepressiva Venlafaxin und Paroxetin gut dokumentiert werden.

Übersicht 9: **Therapie der generalisierten Angststörung**
- KVT - Buspiron, Benzodiazepine, Venlafaxin, Paroxetin

4 Soziale Phobie

Klinik: Die Patienten weisen übermäßige Befürchtungen im zwischenmenschlichen Kontakt, einschließlich von Leistungssituationen, auf. Sie erwarten, von anderen Menschen kritisch geprüft und dabei negativ beurteilt zu werden oder eine als peinlich empfundene Reaktion zu zeigen. Diese Befürchtungen betreffen einzelne Situationen (isolierte Form der Sozialphobie) oder die meisten Bereiche zwischenmenschlichen Kontakts (generalisierte Form). Wenn die Patienten in Situationen geraten, in denen sie sich beobachtet fühlen, treten starke Angst und Begleitsymptome auf. Sie trachten solche Situationen zu vermeiden und führen deshalb ein zurückgezogenes Leben.

Die Konsequenzen der meist seit Jugend bestehenden Erkrankung für das Leben sind oft schwerwiegend. Solchen Patienten ist es wegen ihrer übermäßigen Zurückhaltung oft nicht gelungen, eine ihren Möglichkeiten angemessene Berufsausbildung zu absolvieren. Auch sind die Möglichkeiten, Freunde und einen Partner zu finden, krankheitsbedingt eingeschränkt. Die Patienten schämen sich ihrer Symptome und behalten diese für sich – oft auch in der medizinischen Konsultation. Die Sozialphobie bleibt unbehandelt im Allgemeinen bestehen.

Übersicht 10: **Merkmale der Sozialphobie nach ICD-10**
■ Furcht, sich in Situationen zu begeben, in denen man von anderen kritisch beobachtet werden könnte. Dies betrifft jede Art von zwischenmenschlichem Kontakt einschließlich von Leistungssituationen unter Beobachtung Beispiele: Besprechungen, Parties, Essen oder Trinken mit anderen, Sich-zu-Wort-Melden, Treffen von Autoritätspersonen, Schreiben oder Arbeiten vor anderen, Telefonieren Erwartung, dabei negativ beurteilt zu werden oder eine als peinlich empfundene Reaktion wie Zittern, Schwitzen, Erröten oder Erbrechen zu zeigen
■ Massive Angst in solchen Situationen
■ Vermeidungsverhalten

■ **Ratingskalen:** Unter den Fremdbeurteilungsskalen ist die Liebowitz-Symptomskala für soziale Phobie (Liebowitz 1987) bekannt. Diese Skala existiert auch in einer Selbstevaluationsform.

■ **Komorbidität:** Andere Angsterkrankungen kommen gehäuft vor. Viele Patienten leiden zeitweise an Depressionen. Suchterkrankungen (Alkohol, Tranquilizer) sind relativ häufige Folgen, die mit Versuchen der Selbstbehandlung der Sozialphobie in Zusammenhang stehen. Die Mehrzahl der Patienten mit schwerer generalisierter Sozialphobie erfüllt die Kriterien der ängstlichen Persönlichkeitsstörung (s. u.).

■ **Häufigkeit:** Ca. 3% der Bevölkerung leiden an einer klinisch relevanten Sozialphobie.

Pathogenese, Ätiologie: Man findet eine familiäre Häufung der Erkrankung. Zum Teil können traumatisierende Erlebnisse in der Kindheit nachgewiesen werden. Der ungenügende Erwerb sozialer Fähigkeiten ist bei einer Minderheit der Patienten ein relevanter Faktor. Die meisten Patienten mit Sozialphobie sind insgesamt sozial geschickt und im Verhalten, zumindest oberflächlich, unauffällig.

Diagnose, Differenzialdiagnose: Die Abgrenzung von der Depression ist wichtig. Beschränkt sich die sozialphobische Symptomatik auf Perioden der Depression, berücksichtigt man nur die Depressionsdiagnose. Hinsichtlich der Agoraphobie s. S. 8. Gelegentlich bieten Patienten mit Schizophrenie aspektmäßig den Eindruck einer Sozialphobie. Die Konzepte der Sozialphobie und der ängstlichen Persönlichkeitsstörung überschneiden sich stark, sodass eine Differenzialdiagnose oft unmöglich ist.

Nicht einer Sozialphobie entspricht es, wenn der Patient Symptome einer körperlichen Krankheit aufweist, die er anderen nicht offenbaren will, wie das Zittern bei M. Parkinson.

Ebenfalls abzugrenzen sind Zustände von reiner vegetativer Übererregbarkeit, z.B. starkes Schwitzen, ohne dass die Symptome der Sozialphobie vorliegen.

Grundprinzipien der Therapie: Die Sozialphobie kann weitgehend zum Verschwinden gebracht werden, die Behandlung kann jedoch anspruchsvoll sein. Der Schwerpunkt liegt auf der Psychotherapie. Eine zusätzliche Psychopharmakotherapie kann nötig sein. Eine grundlegende Zustandsverbesserung und ein dauerhafter Erfolg können nur mit Einbeziehung der Psychotherapie erzielt werden.

Die Rolle des *Hausarztes* beschränkt sich in den meisten Fällen auf die Diagnosestellung und die Überweisung.

Übersicht 11: **Grundprinzipien der Therapie der Sozialphobie**
■ Schwerpunkt auf Psychotherapie ■ Ggf. zusätzliche Pharmakotherapie

■ **Psychotherapie:** KVT ist die Methode der Wahl. Dabei soll der Patient die Irrationalität seiner Befürchtungen erkennen lernen und Expositonsübungen durchführen. Eine Verbesserung sozialer Fähigkeiten ist bei Patienten mit entsprechenden Defiziten angezeigt. Speziell für Patienten mit Sozialphobie konzipierte Gruppentherapien können besonders effizient sein.

Übersicht 12: **KVT der Sozialphobie**
■ Veränderung falscher Kognitionen ■ Exposition ■ Ggf. Verbesserung sozialer Fähigkeiten ■ Spezielle Gruppentherapien

■ **Pharmakotherapie:** SSRI (insbesondere Paroxetin ist gut untersucht) und Moclobemind sind bei Sozialphobie wirksam. Diese Antidepressiva sollen bei ungenügendem Erfolg der Psychotherapie eingesetzt werden. Hinsichtlich der Dosierung von Paroxetin s. Panikstörung. Wegen des meist nur partiellen Ansprechens soll man grundsätzlich versuchen, auch den oberen Dosisbereich auszutesten. Moclobemid wird initial in der Dosis vom 300 mg tgl. gegeben und, genügende Toleranz vorausgesetzt, in wöchentlichen Abständen auf 450 bzw. 600 mg tgl. gesteigert. Klassische MAO-Hemmer (Phenelzin, Tranylcypromin) kommen bei Therapieresistenz in Frage.

Man empfiehlt, die medikamentöse Behandlung während ca. 6 Monaten fortzusetzen. Anschließend kann ein Absetzversuch unternommen werden. Zum Teil ist eine unbefristete Therapie nötig.

Auch Benzodiazepine sind in einem gewissen Ausmaß wirksam. Sie müssen jedoch hoch dosiert werden – in der Literatur angegeben wurden 1–8 mg Alprazolam oder 1–4 mg Clonazepam tgl. Therapeutisch kontraproduktiv ist es, wenn der Patient ein Benzodiazepin nur nimmt, um die während der Expositionsübungen auftretende Spannung zu vermindern.

Betablocker sind bei isolierter Sozialphobie mit Furcht vor Zittern indiziert. Auch bei einfachem Lampenfieber können sie helfen. Unter anderem wird Atenolol (ca. 50 mg) empfohlen.

Übersicht 13: **Pharmakotherapie der Sozialphobie**
■ Substanzen der Wahl: SSRI (insbes. Paroxetin) und Moclobemid

5 Spezifische Phobien (isolierte Phobien)

Klinik: Hier besteht phobische Furcht vor Objekten oder Situationen, die andere spezifische Umstände betreffen (Übersicht 14). Die Patienten sind, abgesehen von den furchtmachenden Situationen, beschwerdefrei.

Die Blutphobie kann als einzige Phobie infolge einer vasovagalen Reaktion zur Ohnmacht führen.

Übersicht 14: **Merkmale der spezifischen Phobien nach ICD-10**

- Furcht vor bestimmten Objekten oder Situationen
  - Tiere wie Hunde, Spinnen, Vögel
  - Naturereignisse wie Blitz und Donner, Stürme, Dunkelheit
  - Anblick von Blut oder Verletzungen
  - spezielle Situationen wie große Höhe, geschlossene Räume (Klaustrophobie), Tunnels, Flugreisen
- Mindestens partielle Einsicht, dass die Furcht übertrieben ist
- Vermeidungsverhalten

Ein Teil der spezifischen Phobien entsteht in der Kindheit, nicht selten im Anschluss an ein traumatisierendes Ereignis, wie eine Hundephobie nach einem Hundebiss. Andere Phobien beginnen irgendwann im Leben. Spezifische Phobien persistieren unbehandelt meist über Jahre und Jahrzehnte, zeigen aber keine Ausbreitungstendenz auf andere Situationen.

Komorbidität: Oft sind die Patienten frei von sonstigen psychischen Störungen. Eine gewisse Komorbidität besteht mit anderen Angstkrankheiten.

Häufigkeit: Spezifische Phobien sind häufig. Es wurden Lebenszeitprävalenzen von bis zu 25% angegeben. Es sind mehr Frauen als Männer betroffen.

Pathogenese, Ätiologie: Spezifische Phobien wurden in Beziehung zu angeborenen, in der Phylogenese erworbenen Furchtreaktionen gesetzt. So zeigen Schimpansen die Furcht vor Schlangen schon beim ersten Kontakt im Leben.

Bei Blutphobien besteht eine wesentliche familiäre Häufung von Störungen gleicher Art, bei anderen Phobien weniger.

Diagnose, Differenzialdiagnose: Die Furcht vor spezifischen Erkrankungen wie Krebs, Herzkrankheit oder Geschlechtskrankheit soll nicht als Phobie betrachtet werden, es sei denn, sie bezieht sich auf eine spezielle Situation, in der die Krankheit erworben werden könnte. Hinsichtlich der Differenzialdiagnose von der Agoraphobie s. dort. Die Sozialphobie ist durch Befürchtungen den zwischenmenschlichen Kontakt betreffend gekennzeichnet. Bei der posttraumatischen Belastungsstörung werden angstgetönte Nachhallerinnerungen durch Schlüsselreize ausgelöst.

Therapie: Verfahren der Wahl ist die Expositionstherapie im Sinne der KVT. Mit ihr kann die Symptomatik innerhalb weniger Sitzungen zum Verschwinden gebracht werden. Eine Symptomverschiebung ist nicht zu befürchten.

Bei der Blutphobie werden die Patienten zudem instruiert, zur Vermeidung eines Blutdruckabfalls ihre Muskeln anzuspannen.

Hinsichtlich Selbsthilfemanuale s. Marks 1993 und Antony et al. 1997 bzw. Craske et al. 1997.

6 Angst und depressive Störung, gemischt

Diese in ICD-10 aufgenommene diagnostische Kategorie ist von der Depression nicht eindeutig abgrenzbar. Die Therapie ist identisch mit der Behandlung der Depression.

7 Zwangskrankheit

Klinik: Die Erkrankung ist durch das Bestehen von Zwangsgedanken oder Zwangshandlungen gekennzeichnet. Die meisten Patienten zeigen beide Symptome.

Zwangsgedanken sind wiederkehrende, sich aufdrängende, unangenehme und quälende Gedanken, Vorstellungen oder Bilder, die der Patient als nicht seiner Person entsprechend, d.h. als unsinnig betrachtet und die er zu ignorieren oder zu unterdrücken versucht.

Übersicht 15: **Zwangsgedanken**
■ Wiederkehrend, sich aufdrängend, unangenehm, quälend ■ Nicht der Person entsprechend, unsinnig ■ Versuch, sie zu ignorieren oder zu unterdrücken

Zwangshandlungen sind wiederholte Akte, welche als Reaktion auf Zwangsgedanken oder aus einem sonstigen inneren Drang heraus durchgeführt werden, um eine Befürchtung oder eine innere Spannung zu vermindern. Dem Patienten ist bewusst, dass die Handlung übertrieben oder unsinnig ist. Er versucht zunächst, dem Drang zur Zwangshandlung zu widerstehen, gibt schließlich jedoch nach. Dies führt zu vorübergehender Entlastung, bis sich der gleiche Drang wieder einstellt. Die Zwangshandlungen sind für sich genommen nicht angenehm.

Übersicht 16: **Zwangshandlungen**
■ Reaktion auf Zwangsgedanken oder innere Spannung ■ Übertrieben, unsinnig ■ Versuch, Widerstand zu leisten ■ Nachgeben, Entlastung, erneuter Drang

Die Patienten wissen, dass der Drang zu den Zwangshandlungen von ihnen selbst ausgeht. Wie erwähnt, erleben sie diesen Drang als unsinnig und nicht eigentlich ihrer Person entsprechend, d.h. als Ich-dyston. Allerdings stehen sie ihren Symptomen insofern zwiespältig gegenüber, als sie einen Teil ihrer Zwangshandlungen für berechtigt halten. Zur Diagnosestellung wird mindestens eine Handlung gefordert, von der sich der Patient klar distanziert.

Besonders nach langer Krankheitsdauer setzen viele Patienten den Zwangsimpulsen kaum mehr Widerstand entgegen.

Übersicht 17: **Merkmale der Zwangsstörung nach ICD-10**
■ Vorliegen von Zwangsgedanken und/oder Zwangshandlungen

Die Variationsbreite der Zwangssymptome ist groß. Häufige *Zwangsgedanken* sind Beschmutzungsängste wie die Befürchtung, sich an bestimmten Orten, z.B. einer öffentlichen Toilette, mit Krankheiten anzustecken und möglicherweise die Erkrankung an andere weiterzugeben. Es können Vorstellungen aggressiver Art vorkommen, z.B. andere zu würgen, mit einem Messer zu stechen, vor den Zug zu stoßen oder auch das eigene Kind zu verletzen. Sich aufdrängende gotteslästernde Gedanken, begleitet von der Befürchtung, diese laut auszusprechen, sind eine andere Manifestation. Auch können sich Zwangsvorstellungen mit unangenehmen sexuellen Inhalten einstellen, z. B. sich mit dem Partner einer nahestehenden Person einzulassen. Pathologische Zweifel bestehen bei vielen Patienten, z. B. indem sie fortlaufend darüber nachdenken müssen, ob sie zu Hause den Kochherd ausgeschaltet, auf der Straße jemanden mit dem Auto überfahren oder womöglich ein Verbrechen begangen haben, von denen sie erfahren haben.

Die Zwangsgedanken sind in gewisser Beziehung konträr zur Persönlichkeit des Betroffenen. So weisen nur religiöse Menschen blasphemische Gedanken auf.

Übersicht 18: **Inhalte von Zwangsgedanken**

- Beschmutzung
- Aggression
- Sex (sozial unangepasst)
- Unsicherheit, Zweifel

Zwangshandlungen stellen wie erwähnt meist Reaktionen auf Zwangsgedanken dar. So genannte motorische Zwangshandlungen beinhalten eine sichtbare körperliche Aktivität. Zu ihnen gehören Waschen und Reinigen. Andere bestehen darin, zu kontrollieren, z. B. ob die Haustüre geschlossen oder der Gashahn abgedreht ist. Bestimmte Patienten verbringen viel Zeit mit dem Ordnen von Gegenständen, die in bestimmter Lage, z. B. parallel oder symmetrisch zu anderen Objekten, platziert sein müssen. Einzele Patienten sammeln und horten Gegenstände, die sie eigentlich nicht benötigen. Sie sind von der Befürchtung gefangen, diese Gegenstände doch noch einmal zu brauchen. Bei der zwanghaften Langsamkeit versucht der Patient, Verrichtungen des täglichen Lebens möglichst perfekt auszuführen, und verliert dabei viel Zeit.

Mentale Zwangshandlungen spielen sich rein gedanklich ab und sind eine Reaktion auf Zwangsgedanken. Zählen, Beten und Wiederholen von Worten oder Sätzen sind Beispiele. Auch sie werden mit dem Ziel durchgeführt, Befürchtungen und eine innere Anspannung abzubauen. Dabei können magische Vorstellungen eine Rolle spielen, z. B. bis zu einer bestimmten Zahl zählen zu müssen, um ein Unglück zu verhindern. Bei Zwangsgedanken mit aggressivem oder sexuell anstößigem Inhalt werden diesen Vorstellungen neutralisierende, versöhnende Gedanken entgegengesetzt, womit die ursprünglichen Gedanken symbolisch zurückgenommen werden.

Übersicht 19: **Arten der Zwangshandlungen**

Motorische

- Waschen, Reinigen
- Kontrollieren
- Ordnen
- Horten, Sammeln

Mentale

- Zählen
- Beten
- Wiederholen
- Neutralisieren

Beim *Ablauf vieler Zwangssymptome* besteht ein regelhaftes Muster. Zunächst löst ein Stimulus den Zwangsgedanken aus, so z. B. die Nähe eines Spitals den Gedanken, sich mit AIDS anzustecken. Diesem folgt die Zwangshandlung wie langes Händewaschen nach der Berührung von Gegenständen in der Umgebung des Spitals. In der Zukunft versucht der Patient, diesen Ort zu meiden.

Übersicht 20: Abfolge bei Zwangssymptomen

- Auslösender Stimulus
- Zwangsgedanke
- Zwangshandlung
- Vermeidung

Hinsichtlich des *Umgangs mit der Krankheit* ist festzustellen, dass die Patienten die Zwangssymptome häufig für sich behalten. So erfährt auch der Arzt oft nicht von der Erkrankung. Andererseits bezieht ein Teil der Patienten die Angehörigen in die Zwangshandlungen ein. So muss u. U. der Partner bestätigen, dass „alles in Ordnung“ ist und die Zwangshandlung beendet werden kann. Bestimmte Patienten beharren darauf, dass die Wohnung nur nach speziellen Reinigungsritualen betreten wird. Bei Nichtbefolgen sind aggressive Reaktionen möglich. Das Horten von Gegenständen kann ein ganzes Haus unbewohnbar machen. Große Unordnung kann auch dadurch entstehen, dass der Patient das normale Putzen aus Furcht vor Zwängen vermeidet.

Die Zwangsstörung ist mit starkem subjektivem Leiden verbunden. Auch kann sie invalidisierende Konsequenzen haben. So können sich Waschzwänge zu Ritualen ausdehnen, die über Stunden bis zur Erschöpfung ausgeführt werden.

Die Zwangsstörung beginnt oft im jungen Erwachsenenalter, gelegentlich schon im Kindesalter. Sie verläuft oft chronisch.

- **Ratingskalen:** Die bekannteste Fremdbeurteilungsskala ist die „Yale-Brown-Obsessive-Compulsice-Scale“ (Goodman et al. 1989). Sie wird auch als Selbstbeurteilungsskala eingesetzt (s. z. B. Baer 1993). Zu erwähnen ist auch die Kurzform des Hamburger Zwangsinventars (Klepsch et al. 1993).

Komorbidität: In erhöhter Frequenz kommen Depressionen, Angsterkrankungen und die Hypochondrie vor. Auch besteht eine gewisse Häufung von Suchtkrankheiten. Diese Erkrankungen treten im Allgemeinen erst nach der Erstmanifestation der Zwangsstörung auf. Eine zwanghafte Persönlichkeitsstörung oder andere Persönlichkeitsstörungen des ängstlichen Spektrums liegen gelegentlich vor. Eine Komorbidität besteht auch mit der Tourette-Störung.

Häufigkeit: Das Lebenszeitrisiko liegt bei ca. 2–3%. Zwangsstörungen kommen in allen Kulturen, wahrscheinlich ohne starke Inzidenzunterschiede, vor.

Pathogenese, Ätiologie: Nach der psychoanalytischen Theorie bestehen bei Patienten mit Zwangsneurose aggressive und sexuelle Triebimpulse, die infolge übertriebener Sauberkeitserziehung als unzulässig erlebt werden und deshalb unbewusst bleiben. Es erfolgt eine Libidoregression auf die anale Stufe. Die aggressiven Affekte bleiben erhalten und werden auf neutrale Objekte verschoben und isoliert. Empirische Untersuchungen ergaben allerdings keine Hinweise für auffällige Bedingungen bei der Erziehung von Patienten mit Zwangserkrankung.

Gemäß der kognitiven Theorie bestehen bei der Zwangserkrankung verschiedene dysfunktionelle Muster. Im Zusammenhang mit aufdringlichen Gedanken, wie viele Menschen sie gelegentlich haben, erfolgt eine übermäßige Konzentration auf damit zusammenhängende mögliche negative Aspekte bzw. Konsequenzen. Außerdem bestehen Schwierigkeiten, mit Themen wie Unsicherheit und Zweifel umzugehen. Auch eine Überschätzung der persönlichen Verantwortung und exzessive Ansprüche an die eigene Perfektion sind zu nennen.

Phathophysiologisch bestehen Beziehungen zwischen Zwangssymptomen und Läsionen im Bereich der Basalganglien. Beim postenzephalitischen Parkinsonismus können Zwangssymptome auftreten. Kinder mit rheumatischer Chorea erkranken später gehäuft an Zwangsstörung. In CT-Untersuchungen wurde bei Zwangsstörung eine Volumensverminderung des Nucleus caudatus festgestellt. PET-Studien ergaben eine metabolische Hyperaktivität im Bereich der Basalganglien und des präfrontalen Kortex. Es wurde eine Dysfunktion einer kortiko-striato-pallido-thalamischen Schleife angenommen. Zwangsgedanken sollen mit der präfrontalen Dysfunktion zusammenhängen, bei Zwangshandlungen hingegen abnorme motorische Programme in den Basalganglien generiert werden.

Man findet eine familiäre Häufung von Zwangsstörungen. Bei einer Minorität der Patienten besteht eine genetische Beziehung zur Tourette-Störung.

Diagnose, Differenzialdiagnose: Zwangssymptome sind in einem gewissen Ausmaß Normalphänomene. Viele Personen kontrollieren gelegentlich in unnötiger Weise, ob sie eine Türe abgeschlossen haben o. ä.

Zwangssymptome, die nur im Rahmen von Depressionen, der Schizophrenie, des Tourette-Syndroms oder von organischen Hirnerkrankungen vorkommen, werden nach ICD-10 nicht als separate Krankheit berücksichtigt.

Zwangssymptome müssen von anderen Symptomen abgegrenzt werden. So machen sich viele Patienten mit Depression, Angsterkrankung oder Hypochondrie Sorgen um negative Aspekte des Lebens. Diese Gedanken sind jedoch Ich-synton. Bei der posttraumatischen Belastungsstörung können sich belastende Erinnerungen intrusiv aufdrängen.

Weist der Patient alle Merkmale der Zwangsstörung auf, ohne sich von ihrer Unsinnigkeit zu distanzieren, spricht man von überwertiger Idee.

Bei der zwanghaften Persönlichkeit werden Perfektionismus und andere Symptome als Ich-synton erlebt.

Bei Stereotypien erfolgt die repetitive Handlung automatisch und nicht durch zwangshafte Überlegungen geleitet.

Impulsive Verhaltensweisen bei Essstörungen, Suchterkrankungen, Störungen der Impulskontrolle und Störungen der Sexualpräferenz sind im Gegensatz zu Zwangshandlungen primär angenehm.

Wahnhafte Beeinflussungserlebnisse, im Rahmen derer sich der Patient gegen seinen Willen von außen gesteuert fühlt, und sich unangenehm aufdrängende Halluzinationen gehören nicht zu den Zwangssymptomen.

Übersicht 21: **Differenzialdiagnose der Zwangssymptome**

Zwangssymptome

- bei Zwangskrankheit
- des Normalen
- bei Depressionen
- beim Tourette-Syndrom
- bei Schizophrenie
- bei organischen Hirnkrankheiten

Andere Symptome

- Grübeln bei Depression, Angsterkrankungen, Hypochondrie, Dysmorphophobie
- Intrusive Gedanken bei posttraumatischer Belastungsstörung
- Perfektionismus der zwangshaften Persönlichkeitsstörung
- Stereotypien
- Impulshandlungen bei Essstörungen, Suchterkrankungen, Impulsstörungen, Störungen der Sexualpräferenz
- Überwertige Ideen
- Wahnhafte Beeinflussungserlebnisse
- Sich aufdrängende Halluzinationen

Prinzipien der Therapie: Die Behandlung der Zwangskrankheit erfordert spezifische Kenntnisse in der KVT. Einzelnen Patienten mit leichter Symptomatik gelingt es, durch Verwendung eines Selbsthilfemanuals die Symptome abzulegen (z.B. Baer 1993, Schwartz und Beyette 1996, Klepsch 1998). Die Funktion des *Hausarztes* liegt nach der Diagnosestellung im Allgemeinen darin, den Patienten zu überweisen. Immer ist eine KVT, nicht selten kombiniert mit Pharmakotherapie, nötig. Die große Mehrheit der Erkrankungen kann günstig beeinflusst werden, wobei eine leichte bis mäßge Restsymptomatik bestehen bleiben kann.

Psychotherapie: Bei der Aufklärung über die Krankheit können Befürchtungen der Patienten zerstreut werden, dass eine progrediente Geisteskrankheit vorliegt oder dass sie aggressiven Impulsen nachgeben und gefährliche Handlungen ausführen könnten. Dabei kann aber die geforderte „absolute Sicherheit" nicht gegeben werden.

In der KVT erfolgen neben der Bearbeitung falscher Kognitionen auch Expositionsübungen.

Übersicht 22: **KVT von Zwangshandlungen**
■ Bearbeitung falscher Kognitionen ■ Expositionsübungen

Bei der Therapie der reinen Zwangsgedanken muss der Patient darauf hingewiesen werden, dass man seine Gedanken, im Gegensatz zu seinen Handlungen, nicht kontrollieren kann. Eine Verminderung der Zwangsgedanken auf direktem Wege zu erreichen, ist nicht möglich. Der Patient darf davon ausgehen, dass die beunruhigenden und peinlichen Inhalte nichts mit seiner Person zu tun haben, abgesehen davon, dass sich sozusagen die Krankheit solche Bereiche aussucht, die für den Patienten besonders belastend sind. Der Patient soll eine gleichmütige Einstellung zu den Zwangsgedanken erlangen. Dies kann mit verschiedenen Techniken erreicht werden, so mit der aktiven Symptomprovokation durch visuelle Imagination oder dem Abhören von selbst erstellten Endlosbändern, auf welchen belastende Gedankeninhalte gesprochen sind. Ziel dieser Übungen ist die Habituation. Wichtig ist, dass es der Patient bei der Übung vermeidet, neutralisierende mentale oder motorische Zwangshandlungen fortzusetzen. Dies führt zu einer Verminderung der Intensität und längerfristig auch zu einer Abnahme der Frequenz der Zwangsgedanken.

Übersicht 23: **KVT von Zwangsgedanken**

- Distanzierung von negativer Bewertung
- Symptomprovokation bei Vermeidung von neutralisierenden Handlungen

Die Angehörigen sollen den Patienten ermuntern den Zwangsimpulsen zu widerstehen. Sie sollen vermeiden für ihn Zwangshandlungen auszuführen.

- **Pharmakotherapie:** Sie wird eingesetzt, wenn die Psychotherapie nicht ausreichend wirksam ist. Die SSRI, nicht aber rein noradrenerge Antidepressiva, bewirken bei ca. 2/3 der Patienten eine Abschwächung des Symptomatik. Die Wirkung tritt auch ein, wenn keine depressive Symptomatik vorliegt. Die Dosierung ist die gleiche wie bei der Depressionsbehandlung, der Wirkungseintritt erfolgt jedoch eher später. Man soll sich zur Effizienzbeurteilung etwa 12 Wochen Zeit geben und dabei auch den höheren Dosisbereich austesten. Ein Antidepressivum ist indiziert, wenn ein persistierend depressives Syndrom vorliegt.

Ein guter Behandlungserfolg ist praktisch nie mit Pharmakotherapie allein, sondern nur mit gleichzeitiger KVT möglich. Die KVT erhöht auch die Chancen, dass der Therapieerfolg nach Absetzen des Antidepressivums anhält. Ein solcher Versuch kann ca. nach 6 Monaten erfolgreicher Therapie unternommen werden.

Übersicht 24: **Pharmakotherapie von Zwangsstörungen**

- SSRI
- Bei Tics u.U. SSRI und niedrigdosierte typische Neuroleptika

- **Therapieresistenz:** Bei Nichtansprechen auf die KVT ist ein SSRI indiziert. Auch müssen die eingesetzten psychotherapeutischen Strategien überdacht werden. Ein nicht seltener Grund für Nonresponse ist, dass der Patient bei den Übungen insgeheim motorische oder mentale Zwangshandlungen fortsetzt. Dies muss in der Therapie erörtert und verändert werden.

Wenn ein SSRI in der Höchstdosis unwirksam blieb, sollen andere SSRI versucht werden.

In extrem seltenen Fällen von schwerer und völlig therapieresistenter Zwangserkrankung empfehlen einige Experten eine stereotaktische Cingulotomie. In diesem Hirnareal soll eine Integration von Gefühlen und Handlungen erfolgen. Der Eingriff ist schwerwiegend, das Ergebnis unsicher und die Möglichkeit einer organischen Persönlichkeitsveränderung gegeben.

8 Posttraumatische Belastungsstörung

Sie ist Folge eines traumatischen Ereignisses von außerordentlicher Schwere. Die Symptomatik kann rasch nach dem Ereignis oder verzögert mit einer symptomfreien Latenz von Monaten bis Jahren auftreten. Eine akute Belastungsreaktion kann unmittelbar nach dem Ereignis bestanden haben oder nicht.

Erste Beschreibungen posttraumatischer psychischer Störungen erfolgten im Zusammenhang mit den sog. traumatischen Kriegsneurosen des Ersten Weltkriegs. Die mögliche Schwere und Chronizität solcher Störungen wurden auch bei Opfern der Konzentrationslagerhaft des Zweiten Weltkriegs deutlich.

Klinik: Zentrales Merkmal ist das sich aufdrängende Wiedererleben des traumatischen Ereignisses und der begleitenden Emotionen in Form von Nachhallerinnerungen (Flash-backs). Auslösend wirken z.T. Schlüsselreize belangloser Art, wie z.B. die damals herrschende Wetterlage. Die Patienten vermeiden alles, was sie an das Ereignis erinnert. Nachts können Alpträume mit Bezug auf das Trauma auftreten. Eine Amnesie für das Ereignis ist möglich.

Als persistierende Symptome sind Schlafstörungen, Reizbarkeit, Konzentrationsstörungen und allgemeine Schreckhaftigkeit häufig. Im affektiven Bereich können sich verminderte emotionale Erlebnisfähigkeit, Gleichgültigkeit und Freudlosigkeit einstellen und als Folge davon eine fehlende Anteilnahme am Leben anderer sowie ein Rückzug aus den sozialen Beziehungen. Eine depressive Komponente ist also häufig. Bei Patienten mit posttraumatischer Belastungsstörung kommt es gehäuft zum Suizid. Nicht selten treten gereizte Verstimmungen auf.

Überlebende von Katastrophen leiden z.T. an irrationalen Schuldgefühlen darüber, dass andere, nicht aber sie selbst umgekommen sind.

Übersicht 25: **Merkmale der posttraumatischen Belastungsstörung nach ICD-10**

- Außerordentlich schweres traumatisches Ereignis
- Nachhallerinnerungen oder Alpträume mit Bezug auf das Ereignis
- Vermeidung von Stimuli, die Erinnerungen an das Trauma wachrufen
- Begleiterscheinungen wie Schlafstörungen, Reizbarkeit, Konzentrationsstörungen, Hypervigilanz und erhöhte Schreckhaftigkeit, Amnesie für das Ereignis

Verlauf: Viele Personen, welche einem schweren traumatischen Ereignis ausgesetzt waren, entwickeln in der Folge die Symptomatik einer posttraumatischen Belastungsstörung. Häufig klingen die Symptome innerhalb von Wochen bis Monaten ab, z.T. werden sie jedoch chronisch.

Ratingskalen: Eine bekannte Fremdbeurteilungsskala ist die „Clinician-Administered PDST-Scale" (CAPS) (Blake et al. 1990). Eine Selbstbeurteilungsskala, welche ein Hilfsmittel zur Diagnose darstellt, ist die „Posttraumatic Stress

Scale“ (Foa 1995). Zur Selbstbeurteilung des Verlaufs ist die „Davidson Trauma Scale“ geeignet (Davidson et al. 1997).

Risikofaktoren des Auftretens einer posttraumatischen Belastungsstörung: Solche sind besonders schwere Traumata, lange Einwirkung, Zufügung des Traumas durch Menschen und vorbestehende psychische Krankheiten.

Komorbidität: Zu erwähnen sind insbesondere Depressionen. Zudem kommen Angsterkrankungen, Suchterkrankungen sowie impulsive und aggressive Verhaltensweisen gehäuft vor.

Häufigkeit: Man nimmt an, dass Personen, die schwersten Traumen ausgesetzt waren, in ca. 50% eine langdauernde posttraumatische Belastungsstörung entwickeln. Hinsichtlich dieser Form wurde eine Prävalenz von einigen Prozent in der Gesamtbevölkerung angegeben.

Diagnose, Differenzialdiagnose: Die Diagnose ergibt sich aus dem Ereignis und der charakteristischen Symptomatik. Fälschlicherweise werden hie und da andere psychische Erkrankungen, z. B. Depressionen, die im Anschluss an ein traumatisches Ereignis auftreten, als posttraumatische Belastungsstörung klassifiziert.

Gemäß ICD-10 soll bei mehr als 2-jährigem Verlauf die Störung als andauernde Persönlichkeitsveränderung nach Extrembelastung klassifiziert werden.

Therapie: Im emotionalen Schutz der Therapie werden die Einzelheiten des Ereignisses nochmals genau durchgegangen und ggf. fehlerhafte Kognitionen korrigiert. Auch soll sich der Patient den belastenden Erinnerungen nochmals aussetzen und sich so an sie habituieren. Strategien des Angstmanagements können hilfreich sein. Schließlich soll dem Patienten geholfen werden eine Neuorientierung im Leben zu finden.

Bei therapieresistenter Symptomatik gibt man auch Psychopharmaka. Der Effekt ist eher gering. Die SSRI Sertralin und Paroxetin sind in den USA in dieser Indikation zugelassen.

Wichtig ist es, eine depressive Symptomatik zu erkennen und zu behandeln.

Übersicht 26: **Therapie der posttraumatischen Belastungsstörung**

Psychotherapie

- Stützung
- Kognitive Neubewertung des Ereignisses
- Exposition, Habituierung
- Strategien der Angstbewältigung
- Neuorientierung im Leben

Pharmakotherapie

- SSRI

9 Exkurs: medikamentöse anxiolytische Therapie

Übersicht 27: **Substanzgruppen**
■ Benzodiazepine ■ Buspiron ■ Antidepressiva ■ Betablocker ■ Neuroleptika?

Benzodiazepine

Wirkungsmechanismus: Alle Benzodiazepine wirken anxiolytisch, hypnotisch, muskelrelaxierend und antikonvulsiv. Die Effekte werden durch die Benzodiazepinrezeptoren vermittelt, deren Konformationsänderung die GABAerge Übertragung erleichtert (GABA Gammaaminobuttersäure). GABAerge Neuronen wirken hemmend auf andere Nervenzellen. Benzodiazepine werden z. T. als Anxiolytika, z. T. als Hypnotika eingesetzt, die Wirkungsunterschiede sind aber gering und wissenschaftlich wenig dokumentiert.

Therapeutische Effekte: Benzodiazepine wirken bei generalisierter Angst und Angst anderer Art, z. B. solcher im Rahmen einer Depression. Der anxiolytische Effekt setzt sofort ein und verstärkt sich unter fortgeführter Therapie.

Oft empfiehlt sich eine Behandlung während einiger Wochen. Eine Therapie während Monaten oder Jahren soll für therapieresistente Fälle mit schwerer Symptomatik beschränkt bleiben. Oft ist es sinnvoll, das Benzodiazepin nur intermittierend einzusetzen.

- **Nebenwirkungen:** Benzodiazepine haben relativ wenige unerwünschte Effekte. Dazu gehören, besonders zu Behandlungsbeginn, eine Sedation sowie eine Beeinträchtigung von Konzentration, Reaktionsgeschwindigkeit und motorischer Geschicklichkeit. Die Muskelrelaxation kann zu diesen Effekten beitragen. Kurzzeitgedächtnisstörungen können sich als Folge ungenügender Konsolidierung der Gedächtnisinhalte einstellen. Anterograde Amnesien kommen gelegentlich vor. Selten treten Verwirrtheitszustände oder paradoxe Reaktionen im Sinne der Erregung auf. Bei längerem Gebrauch stellt sich häufig eine physische Abhängigkeit ein. Benzodiazepine weisen ein gewisses, wenngleich nicht besonders großes Suchtpotenzial auf.

Übersicht 28: **Nebenwirkungen der Benzodiazepine**

- Sedation
- Verminderung von Konzentration, Reaktionszeit und motorischer Geschicklichkeit
- Muskelrelaxation
- Gestörte Konsolidierung des Gedächtnisses
- Amnesien
- Verwirrtheitszustände
- Paradoxe Erregung
- Physische Abhängigkeit, Abhängigkeit im Sinne einer Suchtkrankheit

Physische Abhängigkeit als Behandlungskomplikation: Eine physische Abhängigkeit ist grundsätzlich mit Toleranzentwicklung verbunden, Toleranz kann jedoch in unterschiedlichem Tempo und Ausmaß bzgl. verschiedener Wirkungen auftreten, z. B. gegen den sedierenden Effekt bereits nach Tagen, gegen die anxiolytische und hypnotische Wirkung aber oft nur teilweise und erst nach Monaten. Es kommt also nicht zwangsläufig zum Verlust des therapeutischen Effekts.

Setzt man das Benzodiazepin ab, besteht die Möglichkeit des Wiederauftretens der Grundkrankheit, es können sich aber auch Entzugssymptome einstellen. Von Rebound spricht man, wenn eine vorbestehende Symptomatik, z. B. Angst oder Schlaflosigkeit, vorübergehend über das Ausgangsniveau steigt. Der Rebound ist als Teil des Entzugssyndroms zu betrachten

Übersicht 29: **Mögliche Folgen des Absetzens**

- Wiederkehren der Symptomatik der Grundkrankheit
- Rebound
- Entzugssyndrom

Klinisch relevante Entzugssymptome können nach einigen Wochen Behandlungsdauer auftreten, wenn die Medikation abrupt gestoppt wird. Bei progressivem Absetzen, z. B. innerhalb von ca. 2 Wochen, kommt dies nicht vor. Nach Einnahme während vieler Monate oder Jahre erlebt ein Teil der Patienten auch bei progressivem Absetzen ein Entzugssyndrom.

Das Entzugssyndrom ist gelegentlich erst nach Tagen offensichtlich, dies v. a. bei Substanzen mit langer Halbwertzeit. Die Symptome entsprechen z. T. denen des Barbituratentzugs (Übersicht 30). Besonders nach jahrelanger Einnahme können Symptome auftreten, die für den Benzodiazepinentzug besonders charakteristisch sind, nämlich Störungen der sensorischen Perzeption und Entfremdungserlebnisse. Diese Symptome können für die Differenzierung von den wiederkehrenden Symptomen der Grundkrankheit hilfreich sein. Entzugsanfälle und Entzugsdelirien sind selten und kommen praktisch nur bei abruptem Absetzen vor. Die Dauer des Entzugssyndroms beträgt meist einige Tage bis 2 Wochen. Nach mehrjähriger Einnahme kann in seltenen Fällen eine diskrete Entzugssymptomatik Wochen bis Monate anhalten. Die verschiedenen Benzodiazepine unterscheiden sich hinsichtlich ihres Abhängigkeitspotenzials nicht.

Übersicht 30: **Benzodiazepin-Entzugssymptome***

Unspezifische Entzugssymptome vom Barbiturattyp:

- Dysphorie, Angst, Schlafstörungen, Muskelschmerzen, Muskelzuckungen, Zittern, Fahrigkeit, Nausea, Appetit- und Gewichtsverlust, Kopfweh, Schwitzen, verschwommenes Sehen

Charakteristische Entzugssymptome für Benzodiazepine:

- Perzeptionsveränderungen mit Überempfindlichkeit gegen Geräusche oder Licht, Taubheitsgefühl, Gefühl zu schwanken, optische Veränderungen, Gefühl, dass Geräusche länger anhalten Depersonalisations- und Derealisationsphänomene

Entzugsanfälle und Entzugsdelirien:

- Selten, bei allmählichem Absetzen extrem selten

* nach Schöpf 1981, 1983

Hinsichtlich Vorgehen beim Absetzen s. Übersicht 31. Gelegentlich erweist es sich als realistisches Ziel, das Benzodiazepin nur zu reduzieren.

Übersicht 31: **Absetzen von Benzodiazepinen**

- Durchführung in 3–4 Etappen: 3/4, 1/2, 1/4 und ggf. 1/8 der bisherigen Dosis
- Absetzphase je nach Behandlungsdauer:
  - bis 8 Wochen: ca. 8 Tage
  - bis 1 Jahr: ca. 20 Tage
  - >1 Jahr: ca. 40 Tage

- **Alterspatienten:** Bei diesen sollen Benzodiazepine zurückhaltend und niedrigdosiert verabreicht werden. Wegen Muskelrelaxation und Koordinationsstörungen besteht ein erhöhtes Sturzrisiko. Auch Amnesien, Verwirrtheitszustände und paradoxe Erregung kommen gehäuft vor.

- **Dosierung:** Es wird hier exemplarisch die Therapie mit Diazepam angegeben. Die Dosierung der anderen Substanzen kann mit der Äquivalenztabelle in Übersicht 32 errechnet werden. Die Behandlung wird mit ca. 2×2 2×5 mg tgl. begonnen. Die Erhaltungsdosis liegt zwischen 5–20 mg tgl.

Übersicht 32: **Benzodiazepinanxiolytika**

	Äquivalenzdosis (10 mg Diazepam)	Wirkungsdauer
Alprazolam	1	M
Bromazepam	4,5	M
Chlorazepat	15	L
Chlordiazepoxid	20	L
Clobazam	20	L
Clotiazepam	10	K
Ketazolam	30	L
Lorazepam	2	M
Nordiazepam	10	L
Oxazepam	30	M
Oxazolam	40	L
Prazepam	20	L

Überwiegend nach Laux 1993; Angaben unter Berücksichtigung der Metaboliten
K kurzwirksam (HWZ <5 h), *M* mittelang wirksam (HWZ 5–15 h), *L* langwirksam (HWZ >15 h)

Buspiron

Wirkungsmechanismus: Die Substanz hat keinen Effekt auf Benzodiazepinrezeptoren, sondern ist ein 5-HT1a-Agonist/Antagonist mit einer leichten antidopaminergen Komponente. Buspiron wirkt nicht sedierend, antikonvulsiv und muskelrelaxierend.

Klinische Wirkung: Buspiron ist nur bei der generalisierten Angststörung wirksam. Die Effizienz ist möglicherweise etwas schwächer als die der Benzodiazepine. Die Wirkung tritt verzögert nach 7–10 Tagen ein. Ein Abhängigkeitsrisiko besteht nicht. Es fehlt eine Kreuztoleranz mit Benzodiazepinen. Buspiron eignet sich zur anxiolytischen Therapie bei Patienten mit Suchtproblematik. Das Benzodiazepinentzugssyndrom kann mit Buspiron nicht behandelt werden.

Nebenwirkungen: Solche sind Schwindel, Kopfschmerzen, Nervosität, Benommenheit, Durchfälle, Erregung, Parästhesien und Schweißausbrüche. Die Toxizität bei Einnahme in Überdosierung ist gering.

Dosierung: Die Behandlung wird mit 3×5 mg tgl. begonnen und bei Bedarf alle 2–3 Tage um 5 mg bis auf 3×10 mg tgl. bzw. bis maximal 60 mg tgl. erhöht.

Antidepressiva

Wie besprochen haben sich bestimmte Antidepressiva bei Panikstörung, Agoraphobie, generalisierter Angststörung, Sozialphobie und posttraumatischer Belastungsstörung als wirksam erwiesen.

Betablocker

Sie wirken, wie ebenfalls schon erwähnt, z. T. gegen die kardiovaskuläre Komponente der Angst und gegen das Zittern bei der isolierten Form der Sozialphobie.

Neuroleptika?

Obwohl immer wieder eingesetzt, sind sie zur Therapie von Angstkrankheiten nicht indiziert.

10 Panikstörung und Agoraphobie: Patienteninformation

Symptomatik

Panikstörung: Bei dieser Erkrankung treten wie aus heiterem Himmel Attacken schwerer Angst auf, welche Minuten bis ca. eine Stunde andauern.

Begleitsymptome sind Herzklopfen, Schmerzen in der Herzgegend, Schwitzen, Zittern, Mundtrockenheit, Atembeschwerden, Übelkeit, Missempfindungen im Bauchbereich, Schwindel, Schwäche, Benommenheit, heiße und kalte Schauer, Kribbeln oder das Gefühl, nicht wirklich da zu sein oder die Umgebung erscheine unwirklich.

Die Patienten befürchten letztlich zu sterben, verrückt zu werden oder die Kontrolle über sich zu verlieren.

Nach abgeklungener Angstattacke bleibt zunächst ein Zustand von Erschöpfung und länger dauernd oft eine innere Anspannung zurück, zudem die Furcht vor erneuten Angstattacken. Tatsächlich wiederholen sich die Angstattacken bei vielen Patienten.

Die meisten Patienten machen sich Sorge um ihre körperliche Gesundheit und lassen sich von einem Arzt untersuchen. Dabei ist die Regel, dass alle Befunde normal sind.

Agoraphobie: Bei vielen Patienten mit Panikstörung besteht auch eine Agoraphobie, d.h. eine übermäßige Furcht vor Menschenmengen, öffentlichen Plätzen, Alleinreisen, dem Verlassen der Wohnung u.ä.

Es handelt sich im Grunde um Situationen, in denen der Patient sich im Falle des Auftretens von Angst und Anspannung nicht rasch in Sicherheit begeben bzw. nicht sofort Hilfe zur Verfügung haben könnte. Solche Situationen werden nach Möglichkeit gemieden.

Einige Patienten wagen es nicht mehr, ihre Wohnung zu verlassen, denn diese wird meist als sicherer Ort betrachtet.

Viele Patienten stellen fest, dass sie weniger ängstlich sind, wenn sie sich in Begleitung einer vertrauten Person befinden.

Verlauf, Ursachen, Häufigkeit

Die Erkrankung verläuft ohne Behandlung oft langgezogen, wobei sich die Häufigkeit der Panikattacken in einem Teil der Fälle mit der Zeit abschwächt. Die Agoraphobie bleibt oft bestehen.

Die Ursachen sind weitgehend unbekannt. Man weiß, dass die Krankheit in bestimmten Familien gehäuft auftritt. Die Panikstörung wird gemäß heutigen Kenntnissen nicht durch psychologische Probleme verursacht. Wohl aber können sie psychologische Belastungen mit ausgelöst haben. Auch spielt bei der Entstehung der Panikattacken der Teufelskreis einer Angstspirale (s.u.) eine wichtige Rolle.

Wahrscheinlich sind im Laufe des Lebens ca. 2% der Bevölkerung von dieser Erkrankung betroffen.

Therapie

Die Panikkrankheit ist gut behandelbar. Eine leichte, wenig beeinträchtigende Restsymptomatik, z. B. in Form etwas erhöhter Nervosität, kann bestehen bleiben.

Der Schwerpunkt der Behandlung liegt bei der sog. *kognitiven Verhaltenstherapie*. Medikamente (v. a. Antidepressiva) können eine entscheidende zusätzliche Hilfe sein.

Patienten mit Panikerkrankung befürchten wegen unangenehmer, aber im Grunde belangloser körperlicher Symptome wie z. B. Herzklopfen, dass eine akut bedrohliche Krankheit vorliegt. Dies führt zu Angst, was wiederum die Körpersymptome verstärkt und so den Teufelskreis einer Angstspirale einleitet. Das Wissen um die Harmlosigkeit der Symptome ist ein wichtiges Element zur Unterbrechung des Teufelskreises.

Patienten mit Agoraphobie sollen im Rahmen der Therapie versuchen, die angstmachenden Situationen auszuhalten, bis die Angst nach ca. 1/2 bis 1 Stunde von selbst wieder abklingt. Dazu wird ein Übungsprogramm von zuerst einfacheren und später zunehmend schweren Übungen erstellt. Es kann hilfreich sein, die ersten Schritte unterstützt durch eine vertraute Person zu unternehmen.

Die Patienten sollen körperlich aktiv bleiben. Es ist nicht sinnvoll, sich aus Sorge um die Gesundheit übermäßig zu schonen.

Patientenratgeber: Es stehen ausgezeichnete Bücher zur Verfügung, denen weitere Informationen zu entnehmen sind.

Literaturverzeichnis

Antony MM, Craske MG, Barlow DH (1995) Mastery of Your Specific Phobia. Client Workbook. The Psychological Corporation, San Antonio TX

Baer L (1993) Alles unter Kontrolle. Zwangsgedanken und Zwangshandlungen überwinden. Huber, Bern

Bandelow B (1997) Die Panik- und Agoraphobie-Skala (PAS) Hogrefe, Göttingen

Blake DD, Weathers FW, Nagy LM et al (1995) The Development of a Clinican-Administered PDST Scale. Journal of Traumatic Stress 8:75–90

Cartwright-Hatton S, Wells A (1997) Beliefs about Worry and Intrusions: The Meta-Cognitions Questionaire and its Correlates. Journal of Anxiety Disorders 11:279–296

Craske MG, Antony MM, Barlow DH (1997) Mastery of Your Specific Phobia. Therapist Guide. The Psychological Corporation, San Antonio TX

Davidson JR, Book SW, Colket JT et al (1997) Assessment of a New Self Rating Scale for Posttraumatic Stress Disorder. Psychological Medicine 27:153–160

Foa EB (1995) Posttraumatic Stress. Diagnostic Scale-Manual. National Computer Systems, Minneapolis MN

Goodman WK, Price LH, Rasmussen SA (1989) Yale Brown-Obsessive-Compulsive-Scale (Y-BOCS). I. Development, Use and Reliablity. Archives of General Psychiatry 46:1006–1011

Goodman WK, Price LH, Rasmussen SA (1989) Yale-Brown-Obsessive-Compulsive-Scale (Y-BOCS). II. Validity. Archives of General Psychiatry 46:1012–1016

Hamilton M (1959) The Assessment of Anxiety States by Rating. British Journal of Medical Psychology 32:50–55

Klein D (1964) Delineation of Two Drug-Responsive Anxiety Syndromes. Psychopharmacologia 5:397–408

Klepsch R, Zaworka W, Hand I et al (1993) Das Hamburger Zwangsinventar-Kurzform. Deutscher Studienverlag, Weinheim

Klepsch R, Wilcken S (1998) Zwangshandlungen, Zwangsgedanken: Wenn Sie den Teufelskreis durchbrechen. TRIAS, Stuttgart

Laux G (1993) Spezielles zu den einzelnen (Benzodiazepin-)Tranquilizern. In: Möller HJ (Hrsg) Therapie psychischer Erkrankungen. Enke, Stuttgart, S 468–480

Liebowitz MR (1987) Social Phobia. Modern Problems in Pharmacopsychiatry 22:141–173

Margraf J, Schneider S (1990) Panik. Angstanfälle und ihre Behandlung. Springer, Heidelberg

Marks I (1993) Ängste verstehen und bewältigen. Springer, Heidelberg

Schmidt-Traub S (2000) Panikstörung und Agoraphobie. Ein Therapiemanual. Hogrefe, Göttingen

Schöpf J (1981) Ungewöhnliche Entzugssymptome nach Benzodiazepin-Langzeitbehandlungen. Nervenarzt 52:288–292

Schöpf J (1983) Withdrawal Phenomena after Long-term Administration of Benzodiazepines. A Review of Recent Investigations. Pharmacopsychiatry 16:1–8

Schöpf J (2002) Psychiatrie für die Praxis. Springer, Heidelberg (im Druck)

Schwartz JM, Beyette B (1996) Zwangshandlungen und wie man sich davon befreit. Krüger, Frankfurt/Main

Shear MK, Brown TA, Barlow DH et al (1997) Multicenter Collaborative Panic Disorder Severity Scale. American Journal of Psychiatry 154:1571–1575

Wells A (1994) A Multidimensional Measure of Worry: Development and Preliminary Validation of the Anxious Thoughts Inventory. Anxiety, Stress and Coping 6:289–299

Wells A (1997) Cognitive Therapy of Anxiety Disorders. A Practice Manual and Conceptual Guide. Wiley, Chichester

Wittchen HU, Bullinger Naber M, Dorfmüller M et al (1995) Hexalratgeber Angst. Angsterkrankungen. Behandlungsmöglichkeiten. Karger, Basel

GPSR Compliance

The European Union's (EU) General Product Safety Regulation (GPSR) is a set of rules that requires consumer products to be safe and our obligations to ensure this.

If you have any concerns about our products, you can contact us on ProductSafety@springernature.com

In case Publisher is established outside the EU, the EU authorized representative is:

Springer Nature Customer Service Center GmbH
Europaplatz 3
69115 Heidelberg, Germany

Batch number: 10809464

Printed by Printforce, the Netherlands